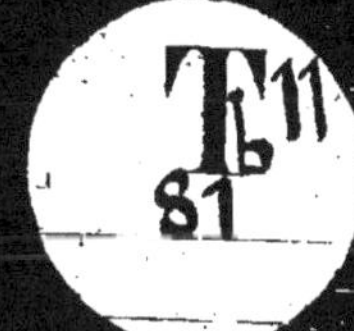
Tb11
81

ÉCOLES DE MÉDECINE NAVALE

ÉCOLE DE BREST

LA VIE

PHÉNOMÈNES — CONDITIONS

PAR

LE DOCTEUR BARTHÉLEMY

MÉDECIN-PROFESSEUR DE LA MARINE

Discours d'ouverture de l'année scolaire 1867-1868 prononcé le 4 novembre 1867

PARIS

J. B. BAILLIÈRE ET FILS

LIBRAIRES DE L'ACADÉMIE IMPÉRIALE DE MÉDECINE

19, rue Hautefeuille, près le boulevard Saint-Germain

1867

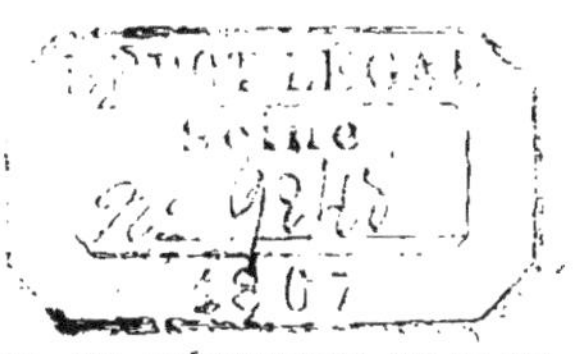

EXTRAIT DES ARCHIVES DE MÉDECINE NAVALE
Décembre 1867. — Tome VIII.

ÉCOLES DE MÉDECINE NAVALE

ÉCOLE DE BREST

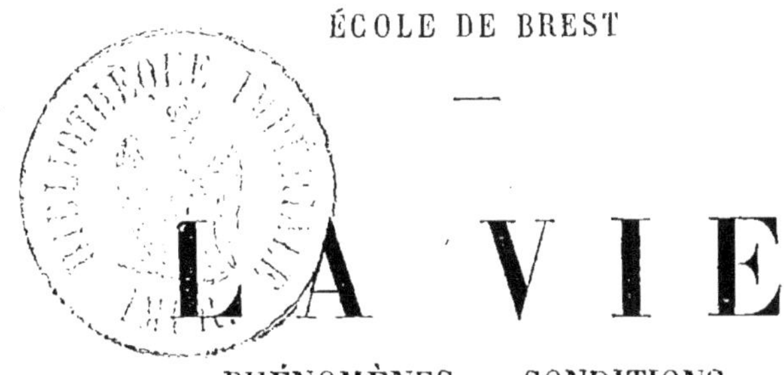

LA VIE

PHÉNOMÈNES. — CONDITIONS

PAR LE DOCTEUR BARTHÉLEMY

MÉDECIN-PROFESSEUR DE LA MARINE

DISCOURS D'OUVERTURE DE L'ANNÉE SCOLAIRE 1867-1868

PRONONCÉ LE 4 NOVEMBRE 1867

(Séance sous la présidence de M. le vice-amiral, préfet maritime.)

Amiral,
Monsieur le Directeur,
Messieurs,

Il fut un temps, où cette terre n'était qu'un globe de feu : et s'il eût été donné à l'homme de prêter l'oreille aux bruits qui s'y faisaient entendre, il n'aurait pu y saisir que le sourd mugissement de la lave en fusion et les bouillonnements de la matière incandescente. Alors aussi une atmosphère épaisse, chargée de gaz et de vapeurs, l'entourait, et son œil impuissant n'aurait pu sonder les mystères de l'horizon le plus restreint.

Mais à l'horloge de l'éternité, chaque siècle sonnait son heure et le globe rayonnait sa chaleur vers l'immensité. Alors une croûte se forme, bien fragile et brûlante encore, théâtre d'épouvantables cataclysmes. Elle s'épaissit, s'accroît, durcit : elle résiste, et les vapeurs de l'atmosphère s'y précipitent en se condensant. Le moment est solennel, et le génie de l'homme reste anéanti devant le merveilleux spectacle que son imagination lui retrace. La vie va se montrer ! ce qui était, existe encore, sera même toujours immuable, indestructible, dans ces transformations apparentes : dans le sein de cette matière brute, voyez les spores, cette graine qui va grandir, s'accroître et mourir, laissant de son passage éphémère des descendants qui la perpétuent : c'est le végétal qui commence son règne. Seul encore il témoigne de la puissance créatrice, s'est son premier essai, c'est le préambule de l'animalité. Dans cette terre vierge encore, dans ce milieu étouffant, chargé d'humidité et d'acide carbonique, la plante puise à flots les éléments d'une vitalité que les âges futurs ne connaîtront plus, et ces majestueuses forêts de fougères, de lycopodes, de conifères, dont les générations se succèdent, ensevelissent tour à tour en silence le carbone qu'elles ont enlevé à une atmosphère impropre encore à des manifestations vitales plus compliquées. Mais au milieu de ce silence et de cette immobilité que ne troublait naguères et de loin en loin que le bruit d'un cratère qui s'ouvre et sonne sourdement, de l'ouragan qui passe et qui mugit, d'un cataclysme qui se produit, pourquoi le murmure qui monte et va sans cesse grandissant, pourquoi ces mouvements ici.. et là... ailleurs encore, dans les flots, sur leurs rives, dans les forêts et dans les airs ? La paléontologie a su retrouver cette longue série d'êtres, depuis ces imperceptibles mollusques et zoophytes, continuateurs du végétal, purgeant l'atmosphère de son acide carbonique en le concentrant dans leur microscopique carapace, organismes incomplets qui dans un pouce cube se comptent par millions, jusqu'au gigantesque mammouth. Avec eux, la terre s'anime de haines et d'attractions, de passions et de colère, puis les générations changent et se succèdent en se perfectionnant, et au sommet apparaît l'homme, qui par la raison comprend la nature et par ses sentiments s'élève au-dessus d'elle :

l'homme, le maître qui de ses pieds foule et opprime le monde et de ses yeux cherche au ciel le secret de ses destinées et de son intelligence.

Eh bien, messieurs, tous ces êtres, ces plantes, ces animaux, l'homme, c'est la nature organique. Tous, à des degrés divers, jouissent de la vie, et c'est de la vie que je veux vous entretenir aujourd'hui. La vie! c'est à la recherche de ses actes, de ses mystères, de ses conditions de durée, de perfectionnement, que tous ici, nous vouons nos veilles et nos efforts. Vous, chimistes et physiciens, vous nous enseignez les lois et les faits qui nous expliquent le côté matériel de ses fonctions, nous physiologistes, nous devrions vous apprendre le secret de ses manifestations les plus élevées, et tous, médecins ou chirurgiens, nous consacrons nos soins au maintien de leur équilibre. Veuillez donc m'accorder le bienveillant concours de votre attention, dans la recherche que je vais faire de ses phénomènes et de ses conditions. Ne me prêtez point pourtant la téméraire pensée de remplir ce cadre immense. Pendant cette heure trop courte pour moi, je voudrais parfois vous entraîner dans les hautes sphères de la philosophie de la nature, je voudrais planer au-dessus du détail pour ne considérer que l'ensemble et, sans descendre à l'étude des fonctions, ni m'élever jusqu'aux nuages transcendants auxquels on va parfois demander le secret de son principe et de ses forces, faire ressortir les caractères généraux de la vie et les liens harmonieux qui l'unissent à la nature entière. Puissent mes paroles ne jamais heurter vos pensées et ne point s'égarer hors des voies de la vérité!

Qu'est-ce donc que la vie?... Et pourquoi chercher à la définir quand j'en ignore et la cause et le principe? Comme la lumière, l'électricité, la chaleur, qui modifient et meuvent les corps en leur masse ou leurs atomes, la vie est une force. Nous n'en voyons que les effets, les conditions, car les uns et les autres relèvent de l'expérience, mais son essence nous échappe et se dérobe à nos investigations. Ses conditions, je les analyse, ses effets m'entourent, réveillent mes sens, et si l'esprit ne les saisit dans leur ensemble, c'est que leur immense variété le frappent parfois d'impuissance ou égarent son attention.

Comme toute force, la vie a ses lois, elle imprime à la matière son mouvement spécial. Partout où elle existe, quelque obscures que soient ses manifestations, la matière qui lui sert de substratum, à laquelle elle est indissolublement unie, est dans un continuel état d'échange avec le monde extérieur : elle se constitue, se transforme, s'use et se renouvelle : et ses transformations, déjà mouvement des atomes, effets et conditions à la fois, engendrent le mouvement de nos fonctions et la chaleur, cette incarnation du mouvement lui-même. A cet acte fondamental, par lequel tout ce qui vit se renouvelle sans cesse, on a donné le nom de *nutrition* : merveilleuse propriété de la substance organisée, par laquelle la nature, dans ses œuvres, laisse bien loin derrière elle tous les automates sortis de la main de l'homme et que son génie n'a pu préserver de l'usure (Blumenbach) ; sorte de génération perpétuelle (Ent) qui, au corps vieillissant dans le temps, donne l'éternelle jeunesse de la matière.

A peine la spore ou le germe détaché d'un organisme formateur, a-t-il rencontré les conditions favorables, qu'une activité toute nouvelle vient agiter cette petite masse organique : elle va se nourrir, croître, se développer. Presque amorphe, tantôt embryon, puis fœtus, être complet demain, elle aura pris au milieu qui l'entoure, les éléments de sa constitution, les aura pliés à sa forme, combinés, transformés en organes, en tissus, et dans un échange inégal et tout à son profit, n'aura restitué qu'un peu d'eau et d'acide carbonique. Mais vienne le jour où, la croissance achevée, l'être resplendit de la plénitude de ses fonctions, rien ne sera changé aux rapports nécessaires qui l'unissent au milieu qu'il habite. Si l'égalité s'établit entre les emprunts qu'il fait au monde extérieur et les restitutions qu'il accomplit, le changement de la matière n'en persiste pas moins. Sous cette immobilité de la forme, le fond varie sans cesse ; du repos il n'y a que l'image, la matière se fait et se défait toujours. L'animal, avide de nouvelles dépenses, expulse chaque jour loin de lui, sous forme d'excrétions, une partie de son corps, détritus inutile de ce qui a servi, et la plante, habile à économiser, n'en perd pas moins chaque année une partie de son écorce et de son bois, ses feuilles et ses fruits, et ses fleurs éphémères ne brillant un moment que pour se faner et mourir. Mais tous deux trouvent dans la terre et dans l'air *la substance* nouvelle qui les nourrit et *l'oxygène* destructeur (Liebig) qui prépare et consomme ses transformations. Laissons certains esprits inquiets, trop soucieux de la matière, se troubler à la pensée que la meilleure partie d'eux-mêmes se détruit ainsi pièce à pièce, et ne voir dans ce double aliment que la cause excitante et passagère de fonctions. Pour nous, ce premier acte est l'affirmation de la vie et la condition de tous ces phénomènes. La loi est générale; hommes et bêtes, nous lui sommes soumis : tout ce qui fonctionne se nourrit ; or se nourrir, c'est naître en sa substance pour mourir et renaître encore. Par une série de modifications ininterrompues, la matière que l'être absorbe se transforme en tissus, en organes, en éléments anatomiques, pour revenir, par une courbe descendante et l'usure de ces organes, à l'état d'excrétion, double évolution parallèle et de sens inverse, qui, après avoir élevé la matière brute à l'état de substance vivante et individualisée, la replonge encore dans le chaos de l'univers. Les aliments, pour la plupart, se fixent pour un temps, et l'oxygène, qui partout les poursuit et court à leur rencontre, les détruit peu à peu après avoir aidé à leurs changements successifs. C'est ainsi que l'albumine de l'œuf, la caséine du lait, le gluten, la fibrine, etc..., pourchassées dans le sang où l'absorption les a jetées, en subissent l'action, deviennent de plus en plus semblables à la substance des organes, et ne lui échappent un instant que pour devenir partie intégrante des éléments qui les constituent. Station temporaire, repos momentané dans ce tourbillon de la vie, car sous leur manteau d'hématine, les globules du sang ont condensé le gaz; avec eux ils le portent partout dans les replis les plus cachés des organes, où il détruit à la fois l'élément et il entretient la fonction. Ce n'est pas tout encore; l'oxygène, en modifiant les substances albuminoïdes, leur donne quelquefois cette exubérance d'action, qui du ferment, du corps catalytique fait un centre d'activité communiquant son mouvement aux substances qui l'entourent. Ainsi la diastase, la pepsine, la pancréatine, le sperme lui-même entraînent ces premiers changements de l'amidon, de la viande, des corps gras, de l'ovule qui les jettent dans le torrent de la vie. Oxydation, fermentation, catalyse, telles sont les causes préparatrices de ces affinités mystérieuses qui, entraînant la matière à des combinaisons nouvelles et sans cesse changeantes, sollicitent son inertie et la transforment en chaleur et mouvement.

Mais jusqu'ici vraiment rien ne saurait surprendre notre esprit ; cette matière complexe et instable, à composition ternaire ou quaternaire qui constitue les corps organisés, aspire d'elle-même à de nouveaux états, subit les lois connues de la chimie. Dans le cadavre qui se putréfie comme dans l'organisme en action, les procédés de destruction et les produits restent les mêmes. (Ch. Robin.) Le même gaz qui donne au vivant une vie nouvelle n'apporte, il est vrai, au mort, que pourriture et décomposition : et pourtant dans les deux c'est l'oxygène qui agit et c'est de l'eau, de l'acide carbonique, et du carbonate d'ammoniaque qui en résultent. La chimie est la même pour eux ; à ce point de vue l'antithèse classique de ces deux états n'est qu'une illusion ; elle ne devient réalité que par ce fait que, dans un cas, la réparation suit la perte et dans l'autre, la perte est définitive. Mais là où commence le mystère de cette propriété organique, c'est dans cette activité propre, spéciale, inhérente à chaque molécule figurée du corps, qui, dans ce milieu commun qu'on nomme liquide nutritif, quel qu'il soit, appelle à elle les principes qui lui conviennent, lui permet de se les approprier en les transformant en sa propre substance, et lui donne le pouvoir de croître, de se développer, et d'engendrer dans son sein, ou autour d'elle, de nouvelles molécules semblables à elles-mêmes. C'est ainsi que se renouvellent ou s'entretiennent, et la cellule de la glande qui fournit, en crevant, le liquide sécrété, et le globule du sang mourant après quelques jours au milieu de sa course vagabonde, et la cellule étoilée des os qui ne persiste qu'en se minéralisant, et la fibre musculaire si fine, la cellule nerveuse aux contours variés, aux prolongements délicats, ne conservent leur forme que par l'activité qui change leur fond sans cesse dépensé dans les actes vitaux. On comparait volontiers autrefois l'organisme à une association dont les organes sont les individus. L'idée était juste, mais la comparaison fautive. L'organe n'est point un individu, mais bien une collection innombrable d'individus microscopiques ; sous leur enveloppe commune, tous distincts néanmoins, indépendants et libres, vivant de leur vie propre, tous ont reçu en partage la propriété de *nutrition*, et la plupart, par un excès même de celle-ci, les propriétés de *génèse* et de *développement*.

Vous le voyez, messieurs, ce qui caractérise la vie, le phénomène qui à lui seul suffit pour l'affirmer, c'est cette transmutation de la matière, cette instabilité dans le fond opposée à la stabilité de la forme. La plus simple cellule le produit comme l'individu dans son ensemble, et ces infusoires sans nombre qui peuplent une goutte d'eau, comme l'homme dont les générations couvrent la terre.

Comme le dit Virchow, « les corps célestes, le minéral ont une forme distincte, ils se conservent et développent une certaine activité par suite des forces qui leur sont inhérentes; mais l'être vivant, fût-ce une simple cellule, présente une forme à laquelle sont liées tout à la fois, et la base de sa conservation et la direction de l'activité, et cette forme présente avant tout le phénomène de la propagation et du renouvellement, phénomène inconnu au reste de l'univers. » A cela seul se réduit la vie chez certains êtres primitifs, créations avortées préludant au grand œuvre. Il est des algues, des infusoires, qu'une seule espèce de cellules constitue, uniformes en leur vie comme en leur structure, le milieu les entoure, les imbibe et les nourrit sans nulle préparation. Mais bientôt avec des formes spéciales de la matière, apparaissent des propriétés toutes nouvelles. Elles se groupent et s'agencent; l'organisme se complique et les phénomènes se multiplient en nature et en intensité. Aussi, pour nourrir ces parties, que de rouages compliqués qui préparent la perpétration de l'acte nécessaire! Ici, sont les racines au puissant chevelu, aux cellules si fines, absorbant la matière que la plante combine, et ces feuilles aux couleurs verdoyantes qui décomposent l'eau et l'acide carbonique de l'air, mettant ainsi à nu l'hydrogène et l'oxyde de carbone, éléments de la synthèse chimique qui les constitue à l'état de composés ternaires. (Berthelot.) Et là, chez l'animal, l'intestin aux capricieux détours, aux dépendances si nombreuses, au gazon touffu de villosités, proportionnant sa longueur, sa surface, à la quantité d'aliments qu'il doit modifier et absorber; puis les branchies, ces poumons offrant à l'air leurs creux ou leurs saillies, et ce système d'irrigation de canaux innombrables, portant à toutes les parties et le suc qui les nourrit et l'oxygène qui les brûle : puis cette sève, ce sang, toile de Pénélope qui se trame toujours et se détruit sans cesse. Enfin ces organes précieux où la nature a déposé la propriété de génèse et qui, chez l'être à l'existence fugitive, préparent la perpétuité de l'espèce; organes tyranniques où toute la vie semble parfois se concentrer, organes délicats que la plante entoure avec amour du charmant berceau de sa fleur, et si lents à se former, si lourds à porter que la nature les partage souvent entre deux êtres qui se complètent.

Ainsi se constitue l'organisme en ses formes diverses et ses fonctions multiples. Comme une société qui peu à peu se fonde, les premiers individus vécurent séparés, indépendants de leurs voisins, à peine soucieux de leur propre nutrition, puis ils se réunirent en tissus, en organes, et à chacun de ceux-ci échut son lot d'activité, indépendants encore dans le travail, mais solidaires dans le but. Par eux s'accomplissent sans trouble et sans conscience, doucement, sans émoi, les actes qui préparent la nutrition, le développement, la génèse; la fatalité les dirige et ces actes multiples s'enchaînent, se commandent, se suivent avec un automatisme inévitable :

Telle est la montre qui chemine
A pas toujours égaux, aveugle et sans dessin;
Ouvrez-la, lisez dans son sein :
Mainte roue y tient lieu de tout l'esprit du monde;
La première y meut la seconde,
Une troisième suit, elle sonne, à la fin.

Mais ce n'est là qu'un côté de la vie, celui qui nous présente la plante et cet ensemble de fonctions que l'on désigne, chez l'animal, sous le nom de fonctions de la vie végétative organique. Attaché au sol qui l'a vue naître, la première termine son existence. Sans spontanéité, sans passions, la plante accomplit en silence le cercle de ses fonctions, avec une indifférence parfaite et la précision d'un chronomètre qui marque les saisons. Successivement avec elles, ses périodes s'accomplissent, le printemps lui rend sa séve et la réveille, l'été lui donne sa splendeur, l'automne commence sa déchéance et l'hiver, de la vie, ne lui laisse que le fantôme. Combien diffère l'animal et quel cachet particulier vont donner à tous ses actes l'apparition de deux substances douées des propriétés les plus remarquables. L'une regorgeant d'albumine, mélangée de corps gras, de phosphore et se moulant, d'une part, en formes bizarres de cellules étoilées aux prolongements tubulaires, de l'autre, en longs tubes rayonnants des centres et plongeant partout dans les tissus leurs pointes effilées; l'autre formée de fibrine et de sels, associant en masses ses fibres à stries ou éparpillant ailleurs de plus courtes cellules. L'une constitue le système nerveux, l'autre le système musculaire : tous deux naissent et croissent, tous deux se nourrissent et chacun se détruit dans son fond, en accomplissant ses fonctions, pour se reconstituer par la nutrition. Mais au premier est échu en partage la propriété de sentir, au second celle de se contracter. De celui-ci vient le mouvement, de celui-là la pensée qui crée et analyse, la volonté qui commande et avant tout la sensation qui donne enfin à l'être conscience de ce qu'il est, de ce qu'il fait, de ce qu'il veut. Avec la cellule des centres et la fibre des nerfs, avec la fibre musculaire, tout va changer dans l'être. La vie silencieuse de la plante qui s'ignore elle-même, va faire place à la vie active et rayonnante au dehors de la bête qui jouit, souffre et réagit, et à celle de l'homme qui de plus se connaît, s'analyse, a su se soumettre le monde, et va de ses regards inquiets sonder l'immobile éternité.

Mais dans ces manifestations élevées de la vie, il est bien des degrés : de la quantité, de la nature, de l'arrangement de la matière qui constitue ces deux systèmes, dépendent la variété et la grandeur des effets. Dès qu'on a franchi les derniers échelons, ces deux systèmes ne vont pas l'un sans l'autre, ils ont leurs formes distinctes, mais l'existence de l'un entraîne l'existence de l'autre. Tout au bas de l'échelle, chez ces êtres, que de Blainville appelle *êtres à gangue chaotique*, il n'en n'est plus de même; tout semble confondu en une masse amorphe qui se contracte et qui se meut, sans que l'instrument grossissant le plus parfait, puisse y démontrer le moindre filament ou la plus petite cellule nerveuse. Tels sont les protozoaires innombrables qui peuplent encore nos eaux, rhizopodes, spongiaires, amibes, et hydres d'eau douce, etc... Déjà d'ailleurs chez quelques rares végétaux, sorte de pont qui réunit les deux rives du règne organique, semble s'être égarée, à la base des pétioles, dans les feuilles ou les organes sexuels, quelque parcelle de cette substance contractile ou sarcodique et là, comme chez l'animal, elle produit le mouvement sous l'influence d'une excitation. Ainsi la *Dionæa muscipula*, attire, avec traîtrise, par le suc mielleux qu'exhalent ses feuilles, le malheureux insecte, et les refermant brusquement sur l'imprudent qui l'a touchée, le perce de ses pointes ; la pudique sensitive replie ses feuilles au moindre attouchement ; dans l'épine-vinette le filet, si on l'excite à sa base, s'incline vers le style, et l'anthère chargé de pollen vient amoureusement toucher le stigmate ; les filets des anthères, des cynarées ont des cellules excitables, et les anthérozoïdes et zoospores, éléments reproducteurs de végétaux inférieurs ont des mouvements comparables à ceux de certains infusoires. Tous ces mouvements singuliers semblent tributaires des hasards extérieurs qui les provoquent et ne sont point guidés par l'être qui les présente. Mais laissez le système nerveux naître, s'isoler et grandir, et à la fois la sensation qui le sollicite, l'instinct, l'intelligence qui le dirigent ou le commandent, apparaîtront avec éclat et trouveront pour lui obéir cette même substance sarcodique, devenue par sa masse et ses dispositions plus énergique et plus puissante. Voyez déjà chez ces insectes si petits, le ganglion cérébriforme s'est constitué et ils nous étonnent par leurs mœurs, leur sagesse, et les effets matériels de leurs associations. Quel éternel sujet de méditations! Quelques centigrammes de cette divine substance nerveuse, réunis dans sa tête, et ce que l'homme a péniblement ou créé ou appris par les leçons de l'histoire et par l'expérience, l'insecte va le faire de lui-même et sans éducation. Société et famille, république ou royauté, guerres cruelles avec leurs conséquences fatales, pillage, vol, esclavage brutal, cités ouvrières et camps retranchés, division du travail, charité, soins délicats, piéges habiles, assassinats intéressés; l'insecte les connaît, les pratique, et dans les actes des fourmis, des abeilles, de l'araignée, des papillons, des termites et de tant d'autres, l'homme reconnaîtra souvent l'image de ses passions, de ses idées, de ses crimes ou de ses vertus, et des œuvres qu'ils ont enfantées.

Avec l'encéphale, un système nerveux plus complexe, des muscles plus puissants, les instincts merveilleux de la nature, dont Réaumur disait . *magis miranda in minimis*, deviennent moins dominants peut-être, plus sujets à erreur, moins compliqués souvent, mais l'être grandit en force, il aime à vivre isolé en sa puissance, et dans la série ascendante des vertébrés, peu à peu par l'expression des besoins affectifs, par la mémoire, par le raisonnement, se dévoile l'intelligence. Certainement, la bête est née âgée (De Bonald), elle apporte en naissant ses instincts, mais peut-on affirmer qu'elle n'a rien à apprendre, qu'elle n'apprendra rien, et que dans la suite des siècles, avec ses habitudes et ses mœurs, elle transmettra son uniforme vie et son éternelle immobilité. Dans l'histoire naturelle des oiseaux, du chien, de l'éléphant, etc..., ne trouvons-nous point les germes des opérations de notre esprit? Intelligence obscure encore, il est vrai, sortant à peine des langes de l'instinct, mais qui va grandissant pour devenir en nous autocratique et lumineuse. Ainsi l'instinct immuable en la race, aux appétits charnels, aux limites bornées, mais aux moyens si sûrs, fait place, par des transitions insensibles, à l'intelligence variable en l'individu, incertaine souvent, mais perfectible, éducable, agrandissant son but, ses limites et sachant y varier les moyens.

Cependant, messieurs, même chez l'homme et malgré la prépondérance que prennent les parties supérieures et les plus nobles du système nerveux, siége des sensations et du principe des mouvements volontaires ; tous les actes qui préparent notre vie organique échappent à notre contrôle, à notre volonté ; les mouvements qu'ils nécessitent, quoique se passant en nous, sont cependant en dehors du moi qui se sent et se connaît. Leur principe est ailleurs, dans d'autres régions du système nerveux, qui, par un mécanisme non moins admirable que celui de la sensation transformée en pensée, les tiennent sous leur dépendance. Pouvait-il en être autrement? L'intelligence est faillible, bornée, paresseuse d'ailleurs, la volonté impuissante parfois et souvent endormie, comment auraient-elles pu suffire à tant de soins minutieux, aux besoins de ces milliards de sujets qui constituent les éléments anatomiques. Pouvons-nous nous imaginer un être plus malheureux, moins viable, que celui, qui, sans cesse occupé à compter les battements de son cœur, à en régler la mesure, à commander l'activité de ses vaisseaux, l'irrigation du sang, les mouvements respiratoires, ne pourrait, sous peine de mort subite, distraire un seul moment son attention tendue et sa volonté fatiguée des exigences de ces organes ? Que deviendraient, au milieu de ce dédale de soins domestiques, ses instincts dominateurs et son intelligence impatiente d'entraves, ne pouvant aspirer un moment à la vie de relation sans mourir aussitôt de son aspiration. Pour soulager l'intelligence, solliciter au besoin la volonté, existe la sensibilité, cette propriété générale de sentir, qui, suivant la belle expression de Haller : *nos præmiis et pœnis regit*. Non pas seulement ces sensations si connues qui transmises au cerveau, en rejaillissent, idées, esprit, mouvements volontaires, mais encore ces sensations, bien plus nombreuses, obscures, tramulaires, inconscientes même, dont l'objet nous reste parfois inconnu et qui montant moins haut, s'arrêtant à divers étages de l'axe rachidien ou des ganglions sympathiques, n'y arrivent un instant que pour revenir au point de départ, excitation au mouvement. Ainsi le système nerveux dépositaire omnipotent de l'intelligence, de la sensibilité et de la puissance excito-motrice, établit la centralisation nécessaire à l'unité de nos fonctions multiples; il commande et dirige en despote, et le système musculaire, toujours soumis, obéit en serviteur aveugle et énergique. C'est donc en lui que se résument toutes nos forces, c'est lui qui harmonise l'ensemble, est le siége de toutes les sympathies, c'est à lui que tout arrive, c'est de lui que tout part, car chez l'être en son état de perfection, il permet, trouble ou arrête l'exercice des propriétés indispensables à la vie.

Sentir et se mouvoir doivent donc vous apparaître comme les actes caractéristiques de l'animalité mais non point de la vie et à ce point de vue, notre vénéré maître Jules Roux (*Nouvelle classification des fonctions*, 1846) avait certainement raison de les établir au premer rang des fonctions, comme fonctions primaires. Mais au-dessus d'elles, avant elles, n'y a-t-il pas un acte inévitable, universel, celui de se nourrir? A côté de la sensation et de la motion, la nutrition, c'est le général, l'absolu, à côté du particulier et du conditionnel. Messieurs, la partie, l'organe, la fibre ou la cellule qui ne se nourrit plus est morte, elle retombe sous les lois de la nature brute, qui la rendent à l'univers. Sans elle pas de vie, elle en est la condition; elle est attachée à la matière qui nous constitue, comme la pesanteur l'est à la matière du monde; sans elle pas de développement, de jeunesse, de sensation ou de mouvement, par elle cette entité métaphysique tombe sous nos sens, se plie à notre analyse et se soumet à nos calculs. C'est là son côté abordable, celui par lequel nous pouvons la changer, la modifier et expliquer la machine animale.

La machine? Eh bien oui, même dans ses manifestations les plus élevées, dans les actes qui nous paraissent les plus immatériels, la vie comme le vent qui frappe l'aile du moulin et précipite sa course, comme la chaleur qui meut l'arbre de nos machines, comme l'électricité qui attire et repousse l'électro-aimant qu'on lui oppose, la vie agit comme une force: elle a dans notre corps, ses roues et ses volants, ses organes et ses leviers, et ses conditions dans les modifications matérielles de la substance qui le constitue. Ne vous hâtez pas de juger téméraire l'assertion que j'énonce, je veux vous en donner les preuves et sans rien préjuger des questions de doctrine, montrer que si, dans les deux mondes inorganique et organique, les phénomènes diffèrent profondément, néanmoins ils se touchent par les causes qui engendrent leurs forces et peuvent se calculer de la même manière.

En effet, que voyez-vous dans toute machine? La force, ses conditions, les effets : mais remarquez bien que de ces trois termes dont les deux derniers peuvent d'ailleurs être facilement connus par l'expérience directe, un seul, les conditions de production de la force, suffit à vous renseigner sur les autres et à servir de base aux calculs. Car, soit une machine à vapeur; vous aurez dans le calorique, la force, dans la combustion, la condition, dans le travail mécanique, l'effet. Mais de la combustion vous inférez par l'expérience le calorique, et de la quantité de combustible employé vous déduisez par le calcul le travail mécanique produit quel qu'il soit : je dis, quel qu'il soit, parce que son utilisation peut varier à l'infini ; il y a plus, c'est que le mouvement qu'il représente, peut se dérober à nos yeux en tant que mouvement visible ou travail utile, pour revêtir, en se transformant, les manifestations de la lumière, de l'électricité, ou d'un travail chimique. Or de cette corrélation d'origine de toutes ces forces, il est logique de conclure que la chaleur leur est équivalente puisqu'elle se dépense et disparaît en les produisant. Je ne dois étonner personne ici, je pense, en rappelant cette belle loi de l'équivalence des forces, l'une des plus belles conquêtes, la plus belle même, d'après Matteucci, de la physique depuis la découverte de Newton, et en ajoutant que si nous ne connaissons pas le chiffre de l'équivalent mécanique de la lumière, de l'électricité ou de l'affinité chimique, nous sommes mieux fixés quant à celui de la chaleur, grâce aux travaux de Joule, de Clausius, etc... la théorie dynamique de cette dernière est aujourd'hui complète. Hirn, Béclard, Onimus, etc... en ont fait les plus brillantes applications à la biologie, et elle nous apprend que pour chaque unité de chaleur ou caloric qui disparaît, il se produit 425 unités mécaniques ou kilogrammètres, environ.

Or ces lois et ces raisonnements ne doivent-ils point être appliqués à l'animal et à l'homme? Quelle que soit la nature des forces qui l'animent, elle ne se produisent aussi qu'à la condition d'une combustion permanente, toute force active dans l'organisme dérive soit d'une décomposition chimique de la matière organique, soit des affinités qui se détruisent dans les oxydations. (Liebig.) Toute fonction est en effet destructive de l'organe qui la produit ; le muscle qui se contracte s'acidifie et se charge des produits liquides de la désassimilation, les cellules de la glande qui sécrète, exerçant sur le sang leur action métabolique ne versent leur produit qu'en disparaissant elles-mêmes, et dans l'urine, cette lessive de l'économie, émonctoire de l'inutile ou du dangereux, nous retrouvons le résidu de l'oxydation de tous nos tissus. A la fonction qui détruit, succède la nutrition qui répare, mais fonction et nutrition ne sont que les périodes diverses de l'évolution chimique de la matière. Or cette évolution, cette destruction moléculaire dont la quantité journalière est nécessairement représentée par la quantité d'aliments, que nous prenons par jour, puisque, pour qu'il y ait équilibre, il faut que le gain soit égal à la perte, ne s'accomplit que par l'oxygène ; c'est donc une combustion positive : et la quantité que nous absorbons de ce gaz mesure exactement notre activité vitale. Fait bien curieux ! C'est le globule du sang qui, jusqu'à un certain point, paraît le régulateur de cette quantité et joue, pour ainsi dire, le rôle du tirage dans le foyer, son volume diminue et son nombre augmente à mesure qu'on s'élève dans la série de l'activité des êtres, en d'autres termes plus les besoins augmentent, plus les moyens de transport du comburant se multiplient, car colporter l'oxygène dans les profondeurs de l'organisme, tel est leur rôle. Connaissant les quantités d'oxygène et d'aliments introduits, nous pouvons en conclure la quantité de chaleur produite, or de ce total une partie seulement entretient la chaleur propre qui rend l'animal indépendant du milieu, mais l'autre partie ne peut pas s'être anéantie, l'axiome de Lucrèce est vrai pour les forces comme pour la matière, *nihil ex nihilo, nihil in nihilum revertere posse*, il faut donc qu'elle se soit transformée en ces forces diverses de la vie, mouvement, électricité, force nerveuse, et nous pouvons, dès lors, avec une suffisante exactitude, établir leur bilan[1].

Partons de cette base, reconnue aujourd'hui, que chaque

[1] Les calculs qui vont suivre sont basés sur les chiffres que l'on trouve dans la plupart des livres modernes qui s'occupent de dynamique humaine : Joule, Béclard, Hirn, Moleschott, Sée, Onimus, etc..... La concordance est loin d'être parfaite entre les auteurs ; mais il doit me suffire de donner de la machine humaine une idée suffisamment vraie, et d'opposer dans un instant à la grandeur des effets, la grandeur des moyens.

gramme d'oxygène, en brûlant dans l'économie l'hydrogène, le carbone ou l'azote de nos tissus ou de nos aliments, donne naissance à 5 calories. A la fin de la journée, le kilo que nous en absorbons en moyenne aura produit 5000 calories, qui transformés en travail mécanique seraient équivalents à 2,125,000 kilogrammètres. Or de ces quantités, comme il ressort des calculs exposés sur ce tableau[1] : une moitié se perd par évaporation, rayonnement, c'est là ce qu'on appelle la chaleur animale, un quart environ se transforme en travail du cœur, de la respiration, et de la locomotion ou emploi mécanique de nos forces musculaires, reste donc un quart, c'est-à-dire 1359 calories dont il nous faut déterminer l'emploi. Et que reste-t-il en dehors des dépenses que j'ai énumérées, rien que l'innervation et les mouvements des muscles de la vie organique ou muscles lisses. Mais la masse et l'énergie de ceux-ci est incomparablement inférieure à celle des muscles de la vie de relation, et en jugeant par comparaison, car ici l'analyse est vraiment impossible, c'est être très-généreux que de leur livrer 359 calories sur les 1359 disponibles. Resteraient donc pour l'innervation 1000 calories, ou un travail mécanique équivalent à 425,000 kilogrammètres.

Cette conception mécanique de la vie et ces résultats numériques ne sauraient choquer personne, car l'une comme les autres sont les déductions rigoureuses des lois de la dynamique du monde. Admettre la corrélation des forces physiques et des forces vitales, ce n'est pas nier celles-ci, mais rétablir l'unité dans l'univers et l'harmonie là où notre esprit fait régner le divorce. Il n'y a pas deux chimies, deux physiques, il ne saurait y voir deux dynamiques. Mais la pensée, l'esprit !...

Un jour viendra, il approche peut-être, où vous aussi, pensées intimes, idées qui nous jettent au vent de la publicité, nobles passions qui réchauffez nos cœurs, ou brutales tendances qui abaissez notre être, on vous soumettra au calcul, et on dira,

[1]

Production journalière			Total — 5,000	équivalent à	2,125,000
Dépense journalière.	Chaleur animale		2,700	—	1,147,500
	Travail hydraulique du cœur		188	—	79,900
	Travail de la respiration		3	—	1,275
	Travail mécanique d'un adulte		750	—	318,750
	Total		3,641	Total.	1,547,425
Différence restant disponible		1,359		—	577,575
Pour dépenses intérieures.	Travail intime des muscles intérieurs		359	—	152,575
	Transformation en force disponible		1,000	—	425,000

mieux que nous ne pouvons le faire sous ce titre général d'innervation, à combien de calories vous êtes équivalentes, quelle quantité de matière vous avez exigée, de quelles transformations vous êtes les filles. Spencer, le premier, je crois, a clairement formulé cette idée : « Les modes de conscience appelée, pression, « mouvement, son, lumière, chaleur sont tous des effets produits « en nous, par des forces qui, si elles se dépensaient d'une autre « manière, mettraient en pièces ou en poussière des morceaux « de matière, engendreraient des vibrations, ou des combinai- « sons chimiques, etc.... Or si ces différents effets, ne sont que « des modifications transformées des causes qui les provoquent, « nous devons aussi regarder les sensations que ces causes font « naître comme des formes nouvelles de ces mêmes forces. » Eh! messieurs, sans emprunter leurs idées à tant d'auteurs que nous pourrions citer, qui de vous pourrait nier que de la masse, du mode de développement, de l'époque de ce développement chez l'enfant dans la race même, de la composition, de l'encéphale, dépend la grandeur de l'esprit. Instrument ou organe, il s'use par sa fonction, il s'acidifie ; son travail jette dans l'urine, une quantité proportionnelle de phosphates, augmente la chaleur, la production d'acide carbonique et provoque le besoin d'alimentation. Il n'y a donc pas de travail cérébral sans une dépense organique. Et celle-ci connue, nous pourrons en déduire un jour l'équivalence.

Ainsi, que nous considérions les transformations de la matière, comme les causes ou comme les effets de la force vitale? elles n'en restent pas moins concomitantes; du chiffre représentatif des unes nous devons rigoureusement induire le chiffre de l'autre et je ne connais pas de procédé qui puisse donner des phénomènes du corps vivant une idée synthétique plus puissante. Comment de prime abord ne pas être frappé, chez un adulte par exemple, de cet énorme développement de forces!

3k,500 d'aliments brûlés par 1 kilogr. d'oxygène, suffisent à donner 2,125,000 kilogrammètres, en d'autres termes et théoriquement peuvent élever 1 kilogramme à 2,000,000 de mètres! Et pourtant ce n'est point là le côté merveilleux de la machine humaine. Rien n'est plus faux et cependant plus commun de croire que la vie engendre des forces, qu'avec de petits moyens elle obtient de grands résultats. Non, messieurs, la vie n'est pas un phénomène extra-naturel, elle entre dans le concert de la nature, elle en subit les lois ; de rien jamais elle ne fit quelque chose. Ce n'est pas par la production de la force, mais bien par la grandeur, la continuité, la perfection des moyens qu'elle emploie à la produire et surtout à l'utiliser, qu'elle a droit à notre admiration. Voyez l'intestin d'un adulte, c'est la bouche de son fourneau, par là va pénétrer le combustible, il mesure 8 mètres de long, et 2 mètres carrés de surface, plus de 2 litres de liquides digestifs versés journellement, vont y modifier 3k,500 d'aliments, et les entraîner avec eux dans le torrent circulatoire, qui les porte au poumon. Là arrive le comburant, mais sur quelle énorme surface! 4 mètres carrés, théâtre journalier, suivant une expression allemande, du conflit de 13 mètres cubes d'air sur 7k,200 de sang que l'infatigable pompe cardiaque y lance par ondées. Placez en regard, sans compter la peau, l'étendue de ces tuyaux de décharge de l'économie, le poumon lui-même par où s'échappent les gaz de la combustion, les reins moins gros que le poing, aux glomérules se comptant par centaines de mille et dont les canalicules additionnés auraient une longueur de 5 lieues et 3 mètres carrés de surface, et déjà vous aurez une idée de la grandeur des moyens. Mais quelle sera l'imagination assez hardie pour mesurer la surface de chauffe, car elle est partout dans le sang, et cet amas de capillaires, et ces innombrables élements des tissus qui s'usent en s'oxydant. Si la nature n'a point marchandé les moyens, elle est bien plus habile encore dans l'emploi de la force. Certes si on ne voulait considérer la machine animale qu'au point de vue du rendement en travail mécanique, la locomotive aurait parfois l'avantage : car, d'après les calculs de Paul Bert, si pour développer un même travail cette dernière coûte 4 fois plus, si elle n'utilise que le 5 pour 100 de la chaleur produite et la machine animale le 20 pour 100, elle a au point de la vitesse du transport d'un même poids, une incontestable supériorité, car, avec les 2/3 de la dépense de l'homme, sa vitesse est 45 fois plus grande. Mais nous ne produisons pas seulement de la chaleur et du mouvement, mais encore la sensation, la pensée, la génèse. Nous ne brûlons pas du carbone seulement, mais de l'hydrogène, de l'azote, du soufre, du phosphore, la quantité de chaleur qui chez l'une s'égare en pure perte, paraît chez l'autre se retrouver en des forces nouvelles, enfin si notre corps s'use par la fonction, du moins il se répare par la nutrition.

Tel est le tableau succinct de ce travail continu, varié, par lequel de l'aurore de l'être à sa disparition, se manifeste la vie. Comme les individus dans une société, les éléments anatomiques du corps passent et se succèdent, entretenant la vie de l'ensemble par le sacrifice de leur vie éphémère, mais tous, plantes, animaux et hommes, tributaires du monde, atomes imperceptibles de l'univers, nous lui sommes liés, nous en suivons les lois; et nos actes divers, là réglés, continus, inconscients, nécessaires et comme obéissant à la fatalité de la matière qui nous donne nos limites dans le temps, dans l'espace, ici bruyants, saccadés, volontaires, accidentels, relèvent d'une matière que l'homme ne saura jamais pétrir de ses mains et du milieu où elle se trouve placée.

Organisation et milieux, telles sont les conditions de la vie, dont il me reste à vous montrer la nécessité.

CONDITIONS DE LA VIE

Qu'est-ce donc que l'organisation, qu'entend-on par milieu, quel est le lien qui les unit?

Pour vous, qui à des degrés divers en avez déjà sondé les mystères, ce mot d'organisation doit réveiller deux idées, celle de la forme, celle de la composition. Par ces deux termes en effet elle se distingue. Ici point de ces contours anguleux, de ces lignes heurtées, de ces agrégations géométriques ou irrégulières que nous présente le minéral, mais partout des formes adoucies, ces angles émoussés, ces douces ondulations qui désespèrent le pinceau de l'artiste. Ne croyez pas trouver moins d'attraits et de surprises, en descendant le microscope à l'œil, dans la profondeur des tissus; là mille formes diverses, habilement groupées constituent les organes, et toutes de l'ensemble conservent les qualités. Pouvait-il en être autrement avec cette substance organique si molle, pâteuse et comme malléable, regorgeant de liquide, seul état favorable aux mutations de la vie? Solide, c'eût été l'immobilité dans le temps, liquide ou gazeuse, l'infini dans l'espace. C'était une nécessité de l'organisation, que ce mélange de solides et de liquides : le liquide ou les humeurs sont les précurseurs ou la conséquence de l'état solide ou figuré. Il n'y a de vivant que ce qui satisfait à cette condition. Nulle part on ne trouve pareil mélange, indice de son instabilité, ni surtout semblable complexité de composition. En effet, parmi les principes constituants de l'organisme, les uns sont d'origine minérale, la terre que nous foulons, l'eau, l'air qui nous entourent les fournissent, les autres, produits intermédiaires entre ce qui est et ce qui sera, entre l'organe, l'aliment, l'excrétion, liste interminable de substances passagères, incoagulables, volatiles sans décomposition, susceptibles de cristalliser, se font dans le corps lui-même : les troisième enfin, principes non cristallisables, tendant à se coaguler, d'une instabilité remarquable, substances protéiques à l'aspect sans cesse changeant, se font et se défont dans la nature vivante, et entretiennent son activité de leur instabilité même. Les premiers, chacun les connaît, la chimie les fait et les défait, les combine sans effort et comme en se jouant, tels sont l'eau, les gaz, les sels, mais les secondes déjà échappent à son action, et ce n'est point sans peine qu'elle a pu par de pénibles synthèses imiter à sa manière les procédés de destruction de la vie; certainement depuis Vœhler jusqu'à Berthelot le progrès est bien grand. Nous ne fabriquons plus seulement de l'urée, nous avons appris à former de la taurine, des alcools, de l'acide oxalique, des corps gras, mais qui oserait prétendre qu'un jour dans nos cornues, l'oxygène, l'hydrogène, le carbone et l'azote, obéissant à nos caprices voudront se combiner en albuminoïdes, substances de la troisième espèce, base nécessaire de tout ce qui vit. « Les « lois que nous trouvons les premières, a dit Liebig, sont celles « de la destruction, il est douteux que nous puissions jamais ap- « prendre celles de la construction. » Imiter, fabriquer ces substances organiques, les combiner dans leurs proportions reconnues, ce serait presque créer la vie de notre main débile, car si la force est inhérente à la matière, elle apparaîtrait avec elle! or la nature, une fois son œuvre finie, a brisé son creuset et en a dispersé la poussière aux quatre vents de l'horizon.

Forme et composition sont donc nécessaires aux manifestations de la vie, mais point au même degré : il est des tissus amorphes, les plasmas, les blastèmes, la substance intercellulaire qui se nourrissent, et cela suffit à les dire vivants. La forme est à la matière organique et ses propriétés, ce qu'est à la force qu'elle utilise et aux effets qu'elle produit, le dispositif d'une machine électro-magnétique : l'eau, les acides, l'argile, les métaux comme la substance organisée, avant que d'être l'une organisme et les autres machine, jouissaient de propriétés inaliénables, la forme a déterminé leurs manifestations et leur emploi. Mais si nous connaissons l'origine des seconds, si c'est notre génie qui les a façonnés au but que nous cherchions, pouvons-nous aussi connaître d'où viennent et la forme et la matière de notre corps? Nous ne pouvons aller au delà de la matière du monde, car il nous est impossible d'en connaître l'origine, mais la vie a eu un commencement sur ce globe, et nous pouvons le rechercher, avec elle au même instant, inséparables comme l'ombre et le corps, la forme et la matière se sont montrées. Déterminer l'apparition de celle-ci, c'est connaître les manifestations de celles-là. Aussi notre esprit tendra toujours à la solution de cette grave question de l'origine des êtres, problème éternel que se lèguent les hommes, et qui de siècle en siècle vient se heurter à la recherche des causes premières.

Quelle est donc la force qui vous a formée, fibres si fines du tissu conjonctif, cellule délicate du système nerveux, corpuscules osseux aux contours crénelés, et vous a groupées en organes et en corps séparés dans l'espace? Quelle est la puissance qui a combiné votre matière? Y a-t-il un ouvrier caché qui de la matière fasse ici un cristal, là une plante, ici un animal? Y a-t-il un plan et la nature, ou plan et nature sont-ils confondus? Le plan est-il dans le corps, l'idéal dans le réel, la force dans la matière (Virchow). Messieurs, pas de faux-fuyants, pas de compromis ou de demi-termes, choisissez! Ou cette force existe par elle-même, en dehors de la matière qu'elle pétrit et soumet par la forme à ses fins, ou confondue, inhérente à la matière même, elle n'en est qu'une propriété, comme sa composition, elle change d'aspect, d'effets, d'expression, dans chaque être qui passe, comme dans le monde qui reste. L'heure s'écoule, et je ne peux en de si courts instants, discuter ces questions qui parfois vont toucher à nos plus chères convictions, et cependant quel invincible attrait exerce sur mon esprit une solution qui doit servir de base à l'enseignement qui m'est confié! non il ne peut répugner à un esprit religieux mais logique, d'admettre que la matière organique si variable de composition, si complexe ait des propriétés dont le monde inorganique ne nous donne aucune idée, et que ses formes diverses lui soient inhérentes, comme la forme cubique l'est au sel de la mer, et la forme hexaédrique, prismatique, etc... à telle autre substance. Il me paraît tout aussi certain que cette matière une fois formée puisse attirer à elle des éléments qui lui sont étrangers et les transformer en sa propre substance, aussi bien qu'un ferment ou un corps de catalytique provoque autour de lui des transformations nouvelles, j'admets volontiers que de ce travail intestin résulte le développement, la génèse et la séparation d'une partie qui jouira de propriétés identiques. Nul n'est besoin d'une archée, d'un énormon, d'un principe, d'une abstraction quelconque, qui hors de la matière, n'est rien, ne peut rien. « La « force vitale, dit Voght, n'est qu'une circonlocution pour cacher « notre ignorance. Elle est du nombre de ces portes de derrière « si nombreuses dans les sciences par lesquelles se sauvent « toujours les esprits qui reculent devant l'examen d'une dif- « ficulté pour se contenter d'admettre un miracle imaginaire. » Si pour l'animal il existe un principe vital qui crée sa substance et lui donne sa forme, il doit aussi exister pour le minéral, pour la plante, car celle-ci bien plus que la bête, vous le verrez bientôt, a la mission de préparer la substance organique, et tous deux ont leurs formes distinctes. Les fleurs charmantes de la glace, comme les cristaux qui nous éblouissent, ne le cèdent en rien comme délicatesse ou fini aux formes de la vie. S'il n'y a pas d'ouvrier caché pour l'un, il n'y en a point pour l'autre. La forme pour les deux n'est qu'une propriété qui vient s'adjoindre à d'autres et qui toutes varient avec la composition. L'oxygène, le carbone, l'hydrogène, l'azote, ont les leurs de toute éternité, l'acide carbonique, l'ammoniaque en ont d'autres et combinés ensemble constituent la matière organique qui en a de nouvelles. Voilà ce que les faits et la logique nous enseignent. La molécule minérale qu'attire le tourbillon de la vie, ne tombe point sous la domination d'une force qui lui est étrangère et qui un jour dégoûtée d'elle l'échoue sur les rivages de la matière inanimée. (Dubois Raymond.) La particule de fer reste toujours la même, soit qu'entraînée dans le solide enflammé, elle traverse l'espace, ou qu'elle fasse partie de nos machines, soit qu'unie au globule, elle aille avec lui porter l'excitation au cerveau du penseur, seulement ses propriétés se fondent dans une propriété plus complexe où de nouvelles combinaisons l'ont poussée.

Autre chose, pourtant, est de s'enquérir des propriétés qui

chaque jour encore combinent de nouvelle matière organique, ou de la puissance qui aux premiers âges du monde, la créant de toutes pièces, en fit jaillir avec elles, l étincelle vitale. Pour comprendre cette création continue, il me suffit de constater cette admirable fonction, qui de la vie éphémère de l'être fait la vie séculaire et la chaîne interminable de l'espèce, la génération ! qui détachant de l'être complet une parcelle semblable à lui, l'abandonne au milieu, individu distinct, avec ses aptitudes et ses propriétés. Mais ma conscience se révolte, quand de ce fait patent, qu'à tout être créé il faut un créateur, et abrogeant la loi pour sa première apparition, on voudrait m'amener à nier une force première, antérieure à lui et qui lui a délégué partie de sa puissance. Ils disent donc, ces partisans outrés de la philosophie de la nature, que dans un moment d'expansion, aux baisers du soleil, au grand jour de ses rayons, l'eau condensée de l'atmosphère vint amoureusement s'allier à la terre : alors la matière courut d'elle-même à des affinités qui s'ignoraient encore, la matière organisée se créa et un premier être naquit : puis les temps s'écoulèrent et de la transformation de ces êtres, de leur agglutination peut-être résultèrent des individualités plus complexes, transmettant avec leur substance et ses propriétés, à des générations sans nombre, leurs formes variables par caprices du milieu ; ainsi vint le singe, puis l'homme fort surpris de découvrir dans son cerveau, ses aptitudes, son génie et ses aspirations divines !! Quelle aberration de l'esprit! la loi est formelle, vous le reconnaissez depuis des siècles, et vous la niez au moment où pour la première fois elle va se manifester à vos yeux. Oui, certes il y a un mystère dans cette première apparition de la substance organisée sur la surface de la terre, mais entre ces deux hypothèses d'un créateur tout-puissant, ou d'un hasard aux mains maladroites brisant le lendemain le moule de la veille, vouz n'avez qu'à choisir, pour moi ma raison, ma conscience ne sauraient hésiter.

Il nous faut donc admettre que la substance organisée aux premiers jours du monde sortit toute formée des mains d'un créateur, et qu'avec la forme qui détermine ses fonctions, elle reçut en partage ces propriétés essentielles en vertu desquelles elle s'entretient, se développe et se transmet en se multipliant. Mais développement, nutrition, génèse supposent un fonds commun d'où elle puisse tirer à la fois, les éléments matériels de sa dégénération et de sa destruction continue. Sans l'oxygène de l'air qui détruit, sans l'aliment qui, sous son influence, se transforme, puis se fixe et répare, l'organisme n'est plus qu'un cadavre sans vie, immobile et sans forces. Ce fonds commun, toujours inépuisable, auquel l'être emprunte sans cesse et qu'il rembourse avec fidélité, c'est tout ce qui nous entoure, c'est la nature, le milieu où il vit. Aussi dans ce milieu, l'organisme n'est point un étranger. Commensal indiscret, qui consomme et disparaît sans retour, mais bien un membre actif de la nature qui ne profite que pour restituer, il est le terme intermédiaire entre ce qui doit vivre et ce qui a vécu, la matière qui le constitue s'incarne, passe et, comme le phénix, renaît sans cesse de ses cendres, et dans les rapports nécessaires qui s'établissent entre ces deux termes distincts et cependant unis, l'être, le milieu, se révèle dans une majestueuse grandeur l'harmonie de la nature entière.

Quand tout change, en effet, forme, combinaison, propriété, la matière seule reste indestructible, elle lie l'une à l'autre et la vie et la mort : on peut la suivre à la piste, et dans les mutations successives qu'elle a subies à travers l'air, l'eau et les terres, les plantes et les bêtes, pour revenir encore à la terre ou à l'air, la balance nous affirme que pas une parcelle ne s'est égarée à travers ces échanges. Aux premiers rayons du printemps qui la réveillent, la graine, sortant de sa longue torpeur de l'hiver, emprunte au sol qui la recèle l'eau qu'il contient, et sous son influence la substance amylacée de ses cotylédons, que la diastase a dissoute, fournit à ses premiers développements. Mais bientôt la tigelle s'élance vers l'air, la radicule s'enfonce dans le sol, une vie plus active commence, à l'air, par toutes ses parties vertes, sous l'influence de la lumière, elle emprunte l'acide carbonique, le réduit, en extrait le carbone, et par ses racines puisant l'hydrogène, l'azote, l'oxygène et des sels, elle en constitue ses tissus et ses produits ternaires ou quaternaires : laboratoire actif, fidèle à son rôle de précurseur de la vie animale, la plante modifie et combine en matière organique tous ces éléments séparés de la matière brute. Ainsi l'herbe et les fruits, les feuilles et les fleurs, les graines et les branches naissent et grandissent par ces emprunts continuels et à l'air et au sol : abondante moisson où l'herbivore va puiser une substance déjà vitalisée et dont il formera sa graisse, ses muscles, ses organes que le carnivore détruira à son tour, pour la restituer par la putréfaction à l'air et à la terre sous forme de carbonate d'ammoniaque, d'eau et de sels non volatils. Cercle toujours fermé dont la circonférence représente les différentes étapes des choses et des êtres et dont les rayons aboutissent à un centre commun, la matière élémentaire du monde. D'elle tout se détruit, tout passe et la forme et les forces, tout sauf les corps simples qui la composent. Le granit le plus dur est soumis à la loi, comme la matière organique la plus malléable : la glace disloque le rocher, la goutte d'eau qui tombe désagrége le grès, le torrent, l'avalanche en fureur emportent les blocs de la montagne, le quartz, le feldspath sous les coups de l'eau de l'acide carbonique s'effleurissent à l'air. Violence ou longueur de temps, rien ne saurait braver l'éternité, et la roche abandonnant sa poussière aux champs qui portent la moisson, entre ainsi dans le mouvement de la vie du monde. Comme le chimiste habile, qui à travers mille industries, suit la matière textile première, dans ses formes diverses de fil, de tissus, de tentures ou d'habits, puis chiffon dédaigné, redevenant papier, pour se résoudre en cendres sous l'influence du feu, le physiologiste aujourd'hui doit à travers le monde, dans l'être et le milieu, suivre de sa pensée, la molécule d'azote, de phosphore ou telle autre qui, ne serait-ce qu'un instant, fait partie du corps organisé. Rien ne se perd, rien ne se crée de toutes pièces, l'organisme le plus parfait est inapte à former le fer ou l'oxygène, le carbone ou le phosphore. Dans lui et pour lui ces corps simples se combinent en des corps composés moins instables, dont les propriétés changent avec les formes, mais rien de plus de ce qui existe aujourd'hui ne sera ajouté à ce qui vivra demain. Voyez, je le suppose, ce morceau de phosphore si prompt à s'enflammer, il fit jadis partie d'une roche aux flancs de la montagne, d'une apatite peut-être si riche en phosphates, en fluor ; la faux du temps (Moleschott) l'a réduit en poussière, avec l'eau du torrent il a glissé dans la plaine fertile ; saisi par les racines d'une tige de blé il s'est fixé dans la graine, et de là a passé, tantôt acide phosphorique, tantôt phosphate ou combiné à des corps gras, dans les humeurs, les os d'un animal, ou le cerveau pensant d'un homme, qui, parfois, l'orgueilleux ! méconnaissant les liens qui l'attachent à la terre, voudrait rompre, à lui seul, le faisceau de l'univers créé.

Sans le milieu, que serait l'être? Rien, le néant, l'impossible. D'où viendrait-il, de quoi vivrait-il? Quelles sublimes harmonies! Combien tout est fatal, combien tout s'enchaîne dans ce monde toujours en travail! Minéral, plante, animal, telle est la chaîne de ce qui est; rompez un des chaînons, l'édifice s'écroule, la terre seule résiste, mais la planète désolée, privée bientôt de ses enfants, roulera dans les cieux, éternellement insensible aux ardeurs du soleil. Sans la plante, l'animal ne peut vivre, au milieu des richesses du sol, de ces masses de gaz, d'eau, de carbone qui l'entourent, il va mourir de faim. Comme ces monstres non viables qui n'apparaissent un jour que pour mourir le lendemain, la bête, sans le végétal, est condamnée à disparaître, ce n'est plus qu'une erreur, une anomalie de la création; car elle ne possède point la puissance de combiner la matière de son milieu, d'en faire sa substance, d'en fabriquer ses chairs : les éléments des corps se jouent de ses besoins, il ne peut en faire la synthèse première. La plante seule a reçu en partage la force de les dompter dans leur indépendance, et, en les combinant, d'en constituer les séries de fécules, de corps gras et d'albuminoïdes que l'animal emploie. Les matières premières, c'est la terre, c'est l'air qui les lui fournissent, et le soleil lui donne partie de sa puissance pour enfanter ces merveilles. La couleur veloutée de ses fleurs, leur parfum délicat, la saveur de ses fruits, tout organe qui en elle se forme, est comme un rayon du soleil qu'elle condense dans son sein pour nous le transmettre avec la matière complexe qui le porte. Le nuage, l'éclipse, la nuit qui tendent entre elle et la source de sa force, le voile de l'obscurité, suspendent sa fonction créatrice : elle pâlit, s'étiole, ne réduit plus l'acide carbonique de l'atmosphère, et comme déclassée, elle végète quelques jours encore, imitant tristement les actes de l'animalité qu'elle ne peut égaler. Alors, en effet, elle absorbe de l'oxygène, elle brûle partie de sa substance pour entretenir sa chaleur, pour tenter d'engendrer sa descendance, mais si le jour radieux ne doit plus luire pour elle, comme dégoûtée de sa vie égoïste, elle se laisse mourir d'inanition.

Il n'est pourtant fonds si riche qui, les siècles aidant, enfin ne s'appauvrisse, et la terre épuisée, l'acide carbonique de l'air consommé, le règne végétal devait prendre fin. C'est ici qu'apparaît la nécessité de la bête. Entre la vie végétative et la vie animale, il y a alliance, leurs actes, leurs besoins seront tout à l'inverse : l'une emmaganisera et la force et la matière préparée, l'autre les dépensera pour les restituer à leur premier état. De là doit résulter l'équilibre du tout. Avec l'eau, l'ammoniaque des engrais, l'acide carbonique de l'air, par un travail extérieur accompli par la lumière solaire et la chaleur, par un effet contraire au jeu normal des affinités chimiques, la plante donnera des acides, de l'amidon, des sucres, de la cire, des albuminoïdes, la pourriture végétale et animale renversent la série et par un travail intérieur, effet des affinités naturelles, de ces corps ternaires ou quaternaires résultent du carbonate d'ammoniaque et de l'eau. La chaleur et la lumière absorbées ou transformées pour la synthèse du végétal, reparaissent chez l'animal vivant, chaleur, quelquefois lumière et toujours force vitale d'un ordre différent, par la décomposition de sa propre substance. Pour que cette décomposition se produise, l'oxygène est indispensable ; c'est lui qui, partout dans le corps, va atteindre l'aliment et l'organe, et les pousser sur la pente de ces affinités qui, peu à peu, les ramènent à l'état minéral. Mais l'atmosphère où l'animal le prend peut s'épuiser pour lui comme l'acide carbonique pour le végétal, et malgré les calculs qui nous en exposent avec complaisance l'immense volume, notre avenir serait bien sombre, si la plante ne détruisait sans cesse, dans son travail diurne, l'eau et l'acide carbonique que l'animal exhale, pour s'approprier une partie de leurs éléments, et mettre en liberté l'oxygène. Fidèles à leur traité, enchaînés l'un à l'autre par la fatalité, l'animal, du produit de ses actes, entretient la plante, et celle-ci, par son activité, prépare, au premier, son aliment ; enfin, de l'impur et dangereux acide carbonique, elle tire un oxygène purifié qui, passant par les feuilles, acquiert une puissance nouvelle, celle de l'ozone.

La plante n'est donc point seulement la première étape de la nature brute aspirant à devenir nature organisée, mais encore le grand purificateur de l'atmosphère. C'est une crainte chimérique, de redouter qu'un jour une végétation trop malingre ne puisse plus suffire à ce rôle essentiel. Les deux séries s'enchaînent : tout animal qui naît exhale, de son premier souffle, la nourriture d'une feuille qui lui rendra l'oxygène de l'inspiration qui va suivre, et, sur la tombe de chaque être, de la matière de son corps, surgira une flore nouvelle, fille de l'air et de la mort.

La vie diffère donc profondément chez la plante et chez la bête, mais l'une et l'autre se complètent dans l'harmonie de la nature : la première produit, elle consomme à peine, elle n'a ni sensibilité ni mouvement : comme l'animal, elle se nourrit, mais, bien plus que lui, elle se développe. Ce que l'un brûle pour vivre et se mouvoir, l'autre l'accumule sans cesse. La bête a des lois qui fixent sa forme et sa durée, la plante parfois est illimitée dans sa croissance ; chaque année ajoute sa couche, et, dans les zones concentriques de son tronc, notre œil peut lire encore le nombre de siècles qu'elle a vécu. L'animal use ses organes, la plante, source féconde de leur régénération, n'en perd chaque année une partie que pour les lui donner, et le tronc dévasté de l'hiver promet encore à l'été qui va suivre sa récolte de feuilles et de fruits. Comme la mine qui fournit le premier combustible, la plante ne vit que pour produire ; comme la locomotive emportée, la bête ne vit que pour détruire : végéter, c'est créer la matière organique ; vivre, c'est la brûler. Organiser la terre et l'air, telle est l'essence de la vie végétative, la replonger dans le chaos de la terre et l'état amorphe de l'air, voilà le résultat de la vie animale. Quelle antithèse et quel enchaînement ! l'une fabrique, l'autre consomme, et toutes deux ont pour lieu commun, le monde inorganique, source de la première, terme de la seconde.

Ainsi circule la matière à travers les deux mondes : vous devez comprendre les liens indissolubles qui unissent l'organisme au milieu, et la vérité avec laquelle nous affirmons l'indestructibilité des éléments qui les composent. Cette idée, de la circulation de la matière, existait, pour ainsi dire, dans le sentiment des philosophes, avant que la science moderne en eut chimiquement rivé tous les anneaux. Dans cet avis si profondément dédaigneux de l'Écriture : *pulvis es et in pulverem reverteris*, comme dans les paroles moqueuses que Shakspeare met dans la bouche d'Hamlet : « le cadavre de César, qui fit trembler le monde, est réduit en argile qui bouche peut-être le trou d'un mur et repousse les rigueurs de l'hiver, » nous devons voir plus qu'une apparence physique, mais la réalité chimique d'une partie de ce circuit de la matière du monde.

En changeant de composition, de forme et d'aspect, la matière entraîne-t elle avec elle la force? Et celle-ci, indestructible comme elle, n'a-t-elle que changé d'apparence? Est-elle, sous des effets divers, et cependant au fond toujours la même, disséminée dans l'univers? La physique l'affirme dans son domaine. Pour elle, ces rayons enflammés que lancent les étoiles, et qui colorent les corps, le magnétisme entêté, qui de son doigt nous montre avec obstination le pôle, et l'électricité, si puissante, et ces affinités mystérieuses qui président au groupement des molécules, tous, mouvements invisibles ou tangibles, transports des masses ou ondulations des atomes, lumière, son, chaleur, mouvement, sont régis par la même dynamique. (E. Laugel.) Mais la biologie peut-elle souscrire à cette corrélation générale des forces, et faire entrer la vie dans ce concert universel? Les forces vitales ont-elles une origine, un principe différent de celui des forces physiques? Questions délicates et fertiles en écueils qu'on ne saurait résoudre sans une connaissance approfondie des détails et l'analyse des faits.

J'ai pu sans crainte aborder aujourd'hui une question générale sur la vie, au point de vue de la matière, il serait téméraire et trop précipité de l'entreprendre au point de vue de son principe. C'est en effet des fonctions nutritives ou de la vie végétative que nous nous sommes occupés l'an dernier, nous devons cette année, au contraire, considérer l'homme dans ses forces actives, les actes de la vie de relation. Ce n'est plus là ce côté fatal de la vie qui l'attache à la vie, mais le rayonnement de son indépendance. Aussi ai-je cru le moment solennel de l'ouverture des cours peut-être favorable pour jeter un regard en arrière sur l'ensemble des manifestations de la vie, leur substratum matériel, et ne vous montrer que d'un signe discret la route que nous devons parcourir à la recherche de ces forces spéciales de l'animalité, la sensation, l'intelligence, le mouvement, l'innervertion, sujet du cours de cette année.

Puissent ces grandes et difficiles questions, solliciter votre ardeur, exciter votre émulation et vous donner le goût de la physiologie. Elles grandiront votre esprit, et vous prépareront aux difficultés de l'art de reconnaître et de guérir la maladie, car toutes les sciences qu'on vous enseigne à l'école sont solidaires: aucune ne s'exclue dans l'avenir d'un médecin. Les semences que l'anatomie, la physique, la chimie ont jetées dans votre intelligence, la biologie va les faire germer, et vos professeurs de clinique, de médecine, de chirurgie, d'hygiène les pousseront à leur maturité. Et si, en terminant, les savants confrères après lesquels je suis fiers de prendre rang, voulaient me permettre de parler aussi en leur nom, j'ajouterai : solidaires comme les sciences que nous professons tous, nous poursuivons le même but. Nous avons accepté la laborieuse mission de vous instruire et de vous apprendre à honorer, par votre savoir et votre conduite, le corps des médecins de la marine : tous, nous nous y dévouons avec le même zèle ; mais il ne saurait y avoir d'engagement sans réciprocité. En échange de nos veilles et de notre travail, vous nous devez reconnaissance à nos efforts, obéissance à nos conseils, assiduité à nos cours. Et si, à Dieu ne plaise, telles n'étaient pas vos convictions, nous n'aurions plus qu'à déplorer cette funeste indifférence qui, rompant entre eux tous les liens, amène le professeur au dégoût de sa haute mission, et jette l'élève, devenu homme, dans le sentier de la routine, et le cantonne dans une banale médiocrité. Laissez-moi donc vous le dire, messieurs, au seuil de cette nouvelle année scolaire : marchons avec courage dans les voies de l'étude, travaillons, acquérons sans cesse, car, lorsque tout passe ici-bas, et la fortune et les honneurs, la jeunesse et les plaisirs, la science nous reste seule fidèle, elle nous console, nous tourne vers le bien, embellit notre vie, et doucement nous berce jusqu'à nos derniers jours.

PARIS. — IMP. SIMON RAÇON ET COMP., RUE D'ERFURTH, 1.

www.ingramcontent.com/pod-product-compliance
Ingram Content Group UK Ltd.
Pitfield, Milton Keynes, MK11 3LW, UK
UKHW020221200726
13856UKWH00004B/1530

9 782012 961111